Glückswä

Jörg Dieter Günther

Glückswasser

Bibliografische Information der Deutschen Bibliothek:
Die Deutsche Bibliothek verzeichnet diese Publikation in der Deutschen Nationalbibliografie; detaillierte bibliografische Daten sind im Internet über http://dnb.ddb.de abrufbar.

© 2009 Jörg Dieter Günther
Herstellung und Verlag: Books on Demand GmbH, Norderstedt
Lektorat: Tamara Pirschalawa
Umschlaggestaltung: Tamara Pirschalawa
Titelbild: Maike Günther
ISBN: 978-3-837090-79-6

Dieses Buch widme ich einem kleinen fünfjährigen Mädchen namens KENDRA.

Das Buch hat ihm den Titel zu verdanken, und auf diesem Weg bedanke ich mich bei Kendra.

Wie es dazu kam, lesen Sie in Kapitel 1.

Jörg Dieter Günther

Inhaltsverzeichnis

Kapitel 1
Kendra

Glück ist der Zusammenschluss von dem richtigen Zeitpunkt mit der richtigen Aktion.

Kendra wurde bereits seit vier Jahren von Bauchschmerzen geplagt, obwohl sie selbst erst fünf Jahre alt war. Sie hatte keine Lust zu essen. Kendra ging mit Widerwillen zu Tisch, stocherte etwas im Essen, klagte dann nach knapp zehn Minuten über Bauchweh und fing sogar das Weinen an.

Viele Ärzte machten sich schon über sie und ihr Verhalten Gedanken, aber sie konnten ihr nicht helfen. Omas und andere gute Seelen schlugen Hausmittel um Hausmittel vor, doch keines brachte der kleinen und mittlerweile sehr mageren Kendra Besserung.

Die Sorgen der Eltern wuchsen, und die Ratlosigkeit stieg. Nur das Körpergewicht und der Appetit der aufgeweckten kleinen Kendra nicht.

Viele tausende Kilometer entfernt, in einem großen mächtigen Land, beschäftigte man sich schon seit über 30 Jahren mit einer Idee, die sich so interessant anhörte, dass der Staat seine besten und führenden Wissenschaftler in Zusammenarbeit mit einer Klinik und dem Gesundheitsministerium finanzierte.

Weltweit war diese Idee nicht bekannt, und erst nach deren Umsetzung wurde sie 2004 dem deutschen Markt präsentiert.
Doch bis zu Kendra war das noch lange nicht vorgedrungen.

Im Süden von Deutschland arbeitete und lernte ein Heilpraktiker strebsam viele Dinge und Techniken, um Menschen Linderung oder sogar Heilung zu verschaffen.

Auch er hatte von dieser vollendeten und genialen Technik noch nichts gehört. Er war vielmehr damit beschäftigt, eine Methode zu finden, welche ihm Diagnosen liefert, damit er bei seinen Akupunkturbehandlungen den Krankenkassen etwas zur Abrechnung anbieten konnte. Denn da der Chinese keine Krankheiten sieht, sondern nur Auffälligkeiten, ist es schier unmöglich, eine westliche Diagnose abzugeben.

Sicherlich sendeten beide ihre Wünsche in den Kosmos, Kendra für ihre Genesung, und der

Heilpraktiker für einen Weg, Diagnosen erstellen zu können.

Im Herbst 2005 wurde der eine Wunsch erfüllt. Der Heilpraktiker bekam sein Vehikel, mit dem er Diagnosen stellen konnte: eine Technik, bei der anhand eines Kopfhörers elektromagnetische Frequenzen zum Patienten gesendet werden, dieser in Resonanz damit geht und sie über den Kopfhörer abfragt. Die so ermittelten Frequenzkurven werden im Computer mit den dort hinterlegten Frequenzkurven (Etalone) verglichen. Durch den Vergleich der ermittelten und der hinterlegten Etalone ist es möglich, mit über 90 % Deckungsgleichheit zu CT-, Kernspintomographen- und Röntgen-Diagnosen Krankheitsursachen aufzuzeigen.

Geniale Erfindung.

Bioresonanz hat den Nachteil, dass der Hautwiderstand durch Creme, Seife oder andere Mittel verändert werden kann, und somit sämtliche ermittelten Daten nicht hundertprozentig sicher sind. Bei der hier erwähnten Technik, sie nennt sich NLS-Diagnostik, ist eine Beeinflussung nur durch ein am Körper getragenes Handy oder Hörgerät möglich.

Ca. 2500 Krankheiten sind in Kurven hinterlegt, die mit den ermittelten Frequenzkurven des Patienten abgeglichen werden.

Allergien, außerdem Viren, Bakterien, Würmer und andere Parasiten sind genauso in Kurven hinterlegt, wie sie auch beim Patienten ermittelt werden können.

Wie zuvor erwähnt, war dies auch für das große Land so interessant, dass die Arbeit der Wissenschaftler vom Staat finanziert wurde. Es handelt sich hier um Russland. Ja, der russische Staat entwickelte diese geniale Technik primär für die Raumfahrer.

Russland sendete über längere Zeit Kosmonauten in das All, um dort zu forschen und zu beobachten. Und um die Kosmonauten im Bedarfsfall behandeln zu können, entwickelte man diese Technik.

Kurzum, die Arbeit und eigene Forschungen begannen in einem kleinen Städtchen im Süden von Deutschland nahe dem Rhein.

Kendra war von ihrer Wunscherfüllung, keine Bauchschmerzen zu bekommen, wenn es um das Essen ging, leider noch weit, weit entfernt.

Es musste ja auch erst einmal die Brücke zwischen Kendra und dieser genialen Erfindung in den Händen des Heilpraktikers aus dem Süden gefunden werden.

Bei der Behandlung von Patienten mit der neuen Methode reihten sich viele Erfolge aneinander. Die Kreise zogen sich immer mehr durch Deutschland, bis hoch in den Norden von Berlin über Hamburg, über Koblenz, Gelsenkirchen, Marburg, Schaffhausen, Freiburg, Stuttgart, und auch die Einheimischen vertrauten dieser Technik zunehmend.

Es ist eigentlich schwer zu glauben: Man sitzt vor einem Computer, hat einen Kopfhörer auf, hört damit aber keine Musik, sondern sieht auf dem Bildschirm, wie verschiedene anatomische Körperquerschnittbilder mit bunten Punkten besetzt werden. Diese Bilder bekommen dann einen grünen, roten oder braunen Rahmen, werden nach der Dringlichkeit und somit nach der Schwere der Störung sortiert, und man erfährt, welche Parasiten in welchem Organ gerade Beschwerden verursachen.

Interessant dabei ist, dass es jedes Mal stimmt. Da, wo der Patient schon lange sein Unwohlsein bekundete, die Schulmedizin aber nichts ausrichten konnte, da offenbarte diese Computertechnik einen Parasiten oder eine Allergie oder sogar eine Erkrankung.

Beruhigend, dass der Computer dann auch allopathische (schulmedizinische) Medikamente, Salze nach Dr. Schüßler, homöopathische Mittel, Edelsteine, Nahrungsmittel, Zusatzergänzungsmittel und phytotherapeutische Pflanzen vorschlägt, um zum einen die Parasiten zu schwächen und zum anderen das Immunsystem des Patienten zu stärken.

Helmut, ein Astrologe und Maler aus Stolberg, wurde schließlich im Zusammenhang mit dieser neuen Methode die Verbindungsbrücke zwischen Jörg, dem Heiler und Kendra, dem kleinen Mädchen, allerdings erst im Frühjahr 2008. Bis dahin entdeckte der junge Heilpraktiker aus dem Süden viele Zusammenhänge zwischen den körperlichen Beschwerden und den seelischen und emotionalen Nöten seiner Patienten.

Aus seiner Sicht geschieht eine Krankheit wie folgt:

Ein Ereignis trifft die Person, dies verursacht eine emotionale Belastung, dadurch wird das

Immunsystem gehemmt, und jetzt können Allergien entstehen oder Parasiten nisten sich ein, so lange, bis das Organ erkrankt.

Dementsprechend bearbeitet Jörg alles gleichzeitig.

Folgende Fragen bilden dafür die Grundlage:

Seit wann ist man sich der Beschwerden bewusst?
Was ist in der Zeit geschehen?
Welche Parasiten haben sich eingenistet?
Welche allergischen Reizungen liegen vor?
Welche Krankheit hat sich dadurch manifestiert?
Welche Maßnahmen können gegen die Ursache ergriffen werden?
Welche Allergien müssen ausgeleitet werden?
Welche Medikamente oder Schüßler-Salze helfen, die Parasiten zu vertreiben?
Welche homöopathischen Mittel stärken das Immunsystem?
Welche Nahrungsmittel unterstützen den Genesungsprozess des Patienten?
Wie sieht Glück für den Patienten aus?

Dies kann für den Patienten mitunter etwas anstrengend sein. Doch auf diese Weise wurden bislang über 98 % der Patienten in eine glückliche Zukunft geschickt.

Nun, eines fehlt noch, um das Staunen zu vollenden.

Wie kommen jetzt die ausleitenden Allergien, die Informationen der Medikamente gegen die Parasiten und die homöopathischen Mittel zum Patienten bzw. in seinen Körper?

Wie Jörg Dieter Günther, der Heilpraktiker, in seinem Buch „Zwischen westlicher und traditioneller chinesischer Medizin" schon geschrieben hat, besteht alles auf dem Planeten Erde aus Schwingung bzw. aus in Form gebrachter Energie.

Neue Informationen verändern die Energie, welche sich in die unterschiedlichsten Dinge manifestiert hat.

Wir Menschen bestehen aus 70 % Wasser. Wasser ist ein genialer Informationsspeicher und Träger.

Das computergestützte Gerät schwingt die ermittelten Informationen nun in ein Glas Wasser. Dieses Wasser wird dann dem Patienten in einer Flasche, zusammen mit einer Anleitung zur Einnahme, mitgegeben.

Nach täglichem Trinken des Wassers über einen Zeitraum von drei bis sechs Wochen sind die Parasiten verschwunden, die Allergene ausgeleitet und das Immunsystem wieder so intakt, dass neue Beschwerden ausbleiben.

Kendra hatte Angst vor dem Kopfhörer, wir mussten ihn mit viel gutem Zureden an ihrem Bauch anlegen, um die Daten ihrer Beschwerden zu ermitteln.

Es fanden sich viele Parasiten direkt in ihrem Dünndarm. Eine Entzündung war auch dort. Den Eltern wurde nun klar, dass es keine Laune von Kendra war, während des Essens über Bauchschmerzen zu klagen. Sie hatte wirklich Bauchschmerzen.

Wie zuvor beschrieben, kamen all die guten Sachen in das Wasserglas, und dem kleinen Mädchen wurde erklärt, wie es dieses zu trinken hatte.

Sehr häufig kommt es vor, dass die Beschwerden in dem Moment schon nachlassen, wo sie entdeckt werden.

So auch bei Kendra, sie wurde mit der Untersuchung und Behandlung immer lieblicher und ruhiger.

Nach zwei Tagen rief ihr Vater an und berichtete, dass seine Tochter ohne zu murren alles aß, wunderbaren Stuhlgang hatte und nicht mit einer Silbe erwähnte, dass der Bauch wehtat.

Nach weiteren sechs Wochen wurde sie nochmals mit dem Computer untersucht, und es war nichts mehr zu finden.

Kendra kam mit der Wasserflasche und fragte ganz stolz, ob sie denn jetzt wieder neues GLÜCKSWASSER bekommen würde.

Kapitel 2
Jörg

Jörg war begeisterter Geräteturner. Jeden Donnerstag ging es in die große alte Turnhalle. Staub lag in den Ecken, welcher sich, wenn man daran vorbeilief, wie kleine Wühlmäuse von einer Seite der Ecke in die andere bewegte.

An der linken Seite, vom Eingang her gesehen, stand eine große, dicke blaue Weichbodenmatte aufrecht an der Wand. Vis-à-vis waren drei Sprossenwände montiert, und gegenüber dem Eingang hingen sechs dicke Seile von der Decke herab.

Der Hallenboden war aus altem Holzparkett und sehr rutschig, wenn man nur Socken anhatte. Der kleine Jörg war fünf Jahre alt und hatte sehr viel Spaß beim Turnen.

Am liebsten hatte er die Turngeräte, wie das Sprungbrett vor dem Bock oder das Trampolin vor dem Oxer (ein großer, breiter Kasten).
Mit Anlauf einen kräftigen Sprung in das gespannte Tuch des Trampolins und zu spüren, wie es mit viel Kraft den Körper hinausschleuderte, mit Zielrichtung über diesen mächtigen Kasten – das bereitete Jörg die größte Freude.

Hinter dem Kasten lag dann die dicke blaue Weichbodenmatte und fing einen mit einem lauten Plotzer auf.

Wir waren etwa 20 bis 25 Kinder unterschiedlichsten Alters, und Jörg war einer der Jüngsten.

Meistens war ein Parkour aufgebaut. Mehrere verschiedene Turngeräte hintereinander. Geschicklichkeit, Schnelligkeit und Ausdauer waren gefragt. Und was immer dabei war: viel Freude.

Eines Tages hieß es: „Jörg, du kommst nach dem Sommer in die Schule, und es wäre wichtig, dass du bis dahin schwimmen kannst."

„Ja, gerne, das ist auch Sport und macht sicherlich viel Spaß", erwiderte Jörg und ließ sich zum Kurs anmelden.

Zehn Donnerstage lang ging es nach Offenburg in das Hallenbad. Auch hier waren mehrere Kinder, ich denke so bis 15 Mädchen und Jungen.
Der Lehrer zeigte, wie die verschiedenen Schwimmbewegungen aussahen, und verteilte große Bretter, die die Kinder mit den Händen

vor sich festhielten und dann mit den Beinen paddelten.

Irgendwann ging es auf die Startklötze, um in das Wasser zu springen und zum Beckenrand zu schwimmen. Die Guten durften dann sogar vom Sprungbrett in das große Nass springen.

Jörg machte das sehr viel Spaß, er nutzte alle Möglichkeiten zum Springen, die sich dort ergaben, und machte auch seine deutlich zu erkennenden Schwimmbewegungen – allerdings einen halben Meter unter der Wasseroberfläche.

Er tauchte vom Einsprung bis zum Beckenrand. Alle Techniken des Schwimmens waren korrekt, nur das mit dem Kopf über Wasser funktionierte nicht.
Angst vor dem Wasser? Keine Spur.

Jörg bekam also nicht den Aufnäher mit dem Seepferdchen darauf.

In der elften Woche ging es das erste Mal wieder in den Turnunterricht. Da dieser ebenfalls nur an Donnerstagen stattfand, hatte Jörg vorher keine Möglichkeit gehabt, zum Turnen zu gehen.

Alle Turner und der Trainer saßen vor der Turnstunde immer auf der Weichbodenmatte, und der Trainer holte sein Kalenderbüchlein heraus. Es wurde jedes Mal notiert, wer denn wann im Unterricht war.

„Jörg, wo warst du denn vor zehn Wochen am …?" Und er nannte das Datum, an dem der Schwimmkurs begonnen hatte.

Jörg schossen sämtliche Farben durch das Gesicht, sein Herz raste, und ihm wurde ganz übel.

„Da war ich bei meiner Oma", erwiderte er.
„Und die Woche darauf?", wollte der Trainer wissen.
„Da war ich mit der Mutter beim Einkaufen."
„Und die Woche danach?"

Jörg war am Ende. Er wusste jetzt, dass der Trainer spürte, dass er log. Obwohl Jörg erst knapp sechs Jahre alt war, ging er allein in die Umkleidekabine, zog sich an und wartete vor der Turnhalle auf seine Mutter.

Nie wieder ging er zum Turnen. Er bereute es zwar sein Leben lang, aber die Pein, vor den anderen Turnern sagen zu müssen, dass er im

Schwimmkurs gewesen war und das Schwimmen nicht gelernt hatte, wäre so groß gewesen, dass er nie mehr einen Turnsaal betrat.

Doch damit nicht genug. Mit der Zeit wurden die Zähne von Jörg immer schlechter, da er sie gar nicht oder nur ganz selten putzte. Es widerte ihn an, erst die Bürste in den Mund zu stecken und diesen dann mit dem Wasser auszuspülen. Bäh, das war eklig.

Später in all seinen Ausbildungen hieß es immer „Trinken Sie täglich bis zu zwei Liter Wasser." Jörg bekam kein Glas hinunter, es war einfach unangenehm.

Als er dann 27 Jahre alt war, ging er zu einer Gesprächsrunde, in der all die Sachen aufgeräumt wurden, die ihn bis zu diesem Tag belastet hatten.

Folgende Verknüpfung wurde entdeckt:

Mit jedem Schluck Wasser wurde er unbewusst an die Pein des erfolglosen Schwimmkurses und die von ihm als Bloßstellung empfundene Erfahrung in seinem so heißgeliebten Turnverein erinnert, und mied somit jegliches Wasser in seinem Mund.

Ob Jörg je Schwimmen gelernt hat?

Ja, das hat er.

Mit seinen Eltern war er ein Jahr später als siebenjähriger Junge in Südfrankreich im Urlaub. Und dort auf dem Campingplatz stand ein Swimmingpool, gefüllt mit Salzwasser.

Zum einen ist man darin noch viel leichter als in Süßwasser, und dadurch lässt es sich müheloser schwimmen, zum anderen schmeckt Salzwasser überhaupt nicht und brennt außerdem auch in den Augen.

Die einzige Möglichkeit war es …

… den Kopf aus dem Wasser zu heben.

Kapitel 3
Karlheinz

Karlheinz war ein durchtrainierter junger Mann, der es recht gut verstand, sich hin und wieder zu beweisen.
Er arbeitete als Physiotherapeut in einer Praxis für Krankengymnastik und Massage, die an eine Sauna und einen Fitnesspark angeschlossen war.

An einem Dienstag wurde das neue Laufband angeliefert. Mächtig stand es da und protzte damit, dass die Lauffläche eine Steigung einnehmen kann und bis 20 km/h schnell sein soll.

Der Verkäufer erklärte, dass dies sowieso keiner über längere Zeit schaffen konnte, aber die Firma trotz alledem stolz darauf sei.

Karlheinz schmunzelte, denn er wusste von sich, dass er locker 20 km/h laufen konnte. Der Verkäufer konnte sich das nicht vorstellen, und es wurde eine Wette ausgesprochen.

Karlheinz wettete, dass er auf jeden Fall fünf Minuten bei der vollen Geschwindigkeit des Laufbandes mitlaufen konnte.

Das Dumme war nur, Karlheinz hatte keine Turnschuhe an, es waren auch keine passenden in der Praxisanlage zu finden.

Nun gut, der Deal stand, und Karlheinz ging barfuß auf das Laufband. Dazu ist anzumerken, dass ein neues Laufband eine sehr raue Lauffläche hat.

Karlheinz lief los. Zeitgleich begann das Band sich zu bewegen. Beide wurden immer schneller und schneller. Karlheinz fing langsam an zu traben. Seine Schritte wurden größer und länger.

Das Laufband ächzte unter seinen Füßen und hatte sichtlich Mühe, die Lauffläche noch schneller unter Karlheinz' Füßen durchzuziehen.

Maximale Geschwindigkeit erreicht, knappe 19 km/h zeigte das Display an. Karlheinz lief nach wie vor ganz locker, von Überanstrengung keine Spur, geschweige denn, dass er ans Abbrechen dachte, weil das Band für ihn zu schnell war.

Fünf Minuten waren vereinbart, und Karlheinz lief so schnell und kräftig, dass er das Laufband schier mit seinen Füßen anschob.

So ab der dritten Minute fühlten sich die großen Zehen etwas komisch an, doch Karlheinz lief weiter.

Der Verkäufer zählte mittlerweile schon seinen Einsatz, da er deutlich sah, dass er die Wette verloren hatte.

Hin und wieder entdeckte man auf der Lauffläche feuchte Flecken, aber das Band lief zu schnell, um erkennen zu können, was das sein könnte.

Die fünf Minuten waren vorbei, und das Band wurde langsam heruntergedrosselt, bis es ganz stehen blieb.

Glückwunsch für Karlheinz. Knappe 20 km/h über fünf Minuten zu laufen, hatte ihm keiner zugetraut.

Als Karlheinz dann auf dem Teppichboden stand und etwas zur Ruhe kam, spürte er einen brennenden Schmerz unter seinen großen Zehen. Auf der Lauffläche erkannte man nun auch, dass die Flecken aus Blut waren.

Karlheinz hob seinen rechten Fuß und musste mit Entsetzen feststellen, dass die komplette untere Kuppe der Großzehe abgeschoben war und er auf das blanke Fleisch gucken konnte.

Und das an beiden Großzehen.

„Sch…e", sagte er laut und humpelte erst einmal ins Bad. Doch was tun? Ein Pflaster? Nein, das rutscht nur weg, und Luft kommt dann keine an die Wunde.
Ein Verband? Wie sieht denn das aus, an beiden Füßen.

Er erinnerte sich an die vielen Gespräche, die er in den letzten Wochen mit seinen Patienten geführt hatte. Eigenurinbehandlung war das Thema gewesen.

Viele seiner Patienten, fast ausschließlich Frauen, behandelten sich mit Eigenurin. Manche wuschen sich damit. Andere wuschen damit sogar ihre Haare. Wieder andere putzten sich damit die Zähne, und die ganz Harten tranken jeden Morgen ein Glas davon.

Karlheinz suchte sich eine Schüssel und füllte sie zur Hälfte mit seinem Urin. Schauder durchflutete ihn, als er seinen ersten großen Zeh da hineintauchen sollte. Das musste doch vor Schmerz höllisch brennen. Das tat es auch.

Nachdem auch der zweite Zeh eingetaucht war und das Brennen nachließ, tupfte er die Zehen ab und konnte die zuvor abgeschobene Haut wieder über die Kuppe schieben, zurück an ihren alten Platz.

Mit offenen Schuhen ging er dann zur Arbeit und humpelte den Rest des Tages noch umher.

Am nächsten Tag stand er auf, zog sich an und ging zur Arbeit. Seine Kollegen fragten ihn, wie es denn seinen Füßen gehen würde.

„Wieso meinen Füßen, was soll da sein?", erwiderte er verdutzt.
„Du hast dir doch gestern beim Laufen auf dem Laufband die Zehen kaputt gemacht."
„Stimmt", entgegnete Karlheinz und runzelte seine Stirn dabei. „Ich spüre gar nichts mehr."

Er setzte sich hin, zog seine Socken aus und guckte nach. Sehr gut, die komplette Haut war wieder auf der richtigen Stelle, wie angewachsen, und bedingt hielt sie sogar den Verschiebungen stand, die er mit seinen Fingern ausübte.

Geniale Therapieform, auch wenn es etwas Überwindung kostet, den eigenen Urin über sich zu schütten. Aber besser der eigene, als fremder Urin, oder?

Einen allgemeinen Tipp möchte Karlheinz Ihnen, liebe Leser, noch mit auf den Weg geben:

Lassen Sie ihren Urin zuvor auf Keime wie Bakterien oder Pilze untersuchen, sonst verteilen Sie diese an Stellen, an welche diese Parasiten auf normalem Weg nie hingekommen wären.

Zudem ist der Eigenurin nur wirksam, wenn Sie täglich Ihre zwei Liter WASSER trinken. Mit Bier und Kaffee oder Limonade kommt ein ganz anderes Ergebnis heraus. Es verhält sich nämlich so, dass jeden Tag ca. 1500 Liter Blut durch beide Nieren fließen. Aus dieser Blutmenge werden ca. 150 Liter sogenannter Primärhahn passiv gefiltert. Aktiv nehmen dann die Nieren die Mineralien, Spurenelemente und das Wasser wieder zurück und mischen diese dem Blutstrom wieder zu.

Die Nieren entgiften das Blut und reinigen damit den Körper über den Blutweg. Nimmt man jetzt zum einen nur belastende Getränke zu sich, dann ist die Niere ständig vermehrt beansprucht, das Blut zu reinigen. Und je mehr

Abfall oder auszuscheidende Stoffe man zu sich nimmt, desto intensiver werden die ca. 1,5 Liter Restharn – also der Urin, den man ausscheidet – damit belastet. Klarer Urin, ja bis hin zu farblosem Urin, ist ein Zeichen dafür, dass eine sehr geringe Abfall-Ausscheidungskonzentration vorliegt, was der Eigenurinbehandlung sehr entgegenkommt.

Geben Sie Ihrem Körper unabhängig von dem, was Sie sonst trinken und essen, ca. 1,5 bis 2 Liter reines Wasser ohne Kohlensäure.

Unser Körper benötigt in erster Linie Wasser und Sauerstoff. Mit Kohlensäure kann er nichts anfangen, diese belastet ihn nur unnötig.

Kapitel 4
Viktor

Viktor, der Strebsame, besuchte in Deutschland sämtliche Seminare für seinen Beruf als Physiotherapeut.

Kein Seminar wurde ausgelassen, welches nicht in irgendeiner Weise mit dem Körper, genauer mit dem Bewegungsapparat, zu tun hatte.

Mit oder ohne Hilfsmittel wurden Übungen über Übungen studiert und ausprobiert. Und doch fiel eines auf: Wenn der passive Bewegungsapparat oder besser gesagt die Gelenke, Gelenksknorpel, Bänder und die Gelenkskapsel nicht optimal aufeinander eingestellt sind, dann können die aktiven (und die inaktiven) Muskeln noch so gut und stark sein, es klappt mit den aktiven Bewegungen des Patienten nicht. Das schmerzende Gelenk blockiert über den Weg der Nerven die Aktion der darauf einwirkenden Muskeln.

Kurzum, es gab noch eine Ausbildungsschiene, welche sich ausschließlich mit dem passiven Bewegungsapparat befasste.
„Nichtoperative orthopädische Medizin" hieß diese Ausbildungsserie und war eine interne

Meisterprüfung für Masseure und Physiotherapeuten.

Viktor begann mit der Ausbildung. Intensiv wurden sämtliche Gewebestrukturen und deren unterschiedliches Verhalten in den einzelnen Bewegungsphasen studiert, behandelt und trainiert.

Jedes Gelenk hat eine gewölbte Fläche und der Gelenkspartner dazu die passende Eindellung. Bei einer Bewegung gleiten diese Gelenksflächen zeitgleich in- und übereinander, ohne dabei aus der Gelenksmitte zu rutschen. Bei einer Verstauchung z.B. ist ein Gelenkspartner über diese Gelenksmitte gerutscht und verletzte dabei Bänder, die Gelenkskapsel und vielleicht auch das Knorpelgewebe.
Da in der Ausbildung alle Gelenke mit ihrem unterschiedlichen Bewegungsverhalten gelehrt wurden, benötigte sie allein für die Arme und Beine, inklusive Hände und Füße, Ellenbogen- und Kniegelenke, ganze zwei Jahre.

Für die Wirbelsäule hieß es ein weiteres Jahr lernen und üben. Bei 24 Wirbeln, jeder mit mindestens 4 Gelenken, 22 Wirbel in Kontakt zusätzlich mit den Bandscheiben, und allesamt haben ihr eigenes Bewegungsverhalten.

Doch Viktor spürte, dass es noch weitaus mehr darüber zu erfahren gab. Und tatsächlich erfuhr er, dass der Hauptreferent der Ausbildungsserie in seinem Zuhause auf Bonaire, einer kleinen Insel der Niederländischen Antillen, ca. 80 km oberhalb von Venezuela, entsprechende Seminare anbot.

Natürlich buchte Viktor dieses Seminar und flog nach den Niederländischen Antillen.

Im ersten Augenblick war es das Paradies pur. Viktor und die anderen Gäste wurden unter freiem Himmel bei guten 30 C° mit einer Liveband empfangen und gleich auf Partystimmung gebracht.

Das Hotel bestand aus lauter kleinen Bungalows, stilvoll und geräumig eingerichtet. Klirrend kalte Luft kam durch die Klimaanlagen, doch die konnte man ausschalten bzw. herunterregeln.

Viktor war sehr angetan von dieser Insel und deren Naturschauspielen.

Im Süden gab es ein Meer von rosaroten Flamingos, welche sich hier im knietiefen Wasser sammelten und morgens mit der ersten Sonne in Richtung Venezuela flogen, um dort im lauwarmen Wasser zu „grasen".

Im Norden der Insel gab es große, mit Dschungelwald bedeckte Berge, Wasserfälle und scharenweise Papageien und Leguane.
Nicht genug von so viel schöner Natur. In einigen Reiseführern las Viktor, dass die Insel Bonaire eines der drei weltschönsten Tauchplätze sei.

Und wenn Viktor schon einmal hier war, dann musste man solch ein Angebot natürlich mitnehmen.

… in 24 Meter Tiefe schwebte er auf dem Rücken über das Korallenriff und guckte durch die Wassermassen in den Himmel über ihm. Viele Papageienfische kreuzten seinen Blick. Ein farbenfrohes Unterfangen. Dazu die Ruhe, die aufsteigenden Luftblasen, welche immer kleiner wurden, bis sie an der Wasseroberfläche in den Himmel stiegen.

Ist das schon GLÜCKSWASSER oder gibt es noch eine Steigerung?

Aus der Sicht des Tauchers sicherlich nicht. Dieses klare Wasser voller bunter Fische, mit einer Temperatur von knapp 26 C°, da gibt es nicht viel zu steigern.

Viktor entdeckte noch eine andere Art GLÜCKSWASSER.

Die Insel ist nur 36 km lang und an der schmalsten Stelle 6 km breit. Und doch produzieren die Einheimischen ein Produkt, so reichlich, dass sie es exportieren können.

Salz.

Speisesalz wird durch eine ganz einfache und interessante Technik hergestellt.
Das Meerwasser wird auf große Flächen geleitet und wie in überdimensionalen Wannen festgehalten. Da Bonaire sehr nahe am Äquator liegt, scheint permanent die Sonne, und das Meerwasser auf diesen Flächen verdunstet. Was zurückbleibt, ist Salz. Meersalz.

Das Abfallprodukt, „das verdunstete Wasser", wird über einigen Wannen aufgefangen und in Rohrleitungen weitergeführt, die direkt an die Haushalte angeschlossen sind.

Supersauber fließt das Wasser aus allen Leitungen in den Häusern. Und unter der Dusche ist es ein Genuss, mit offenem Mund das Wasser durch die Kehle laufen zu lassen.

Viktor erinnerte sich nicht daran, so klares, reines Wasser je zuvor getrunken zu haben.

Es erfüllte ihn mit einem sehr glücklichen Gefühl.

Glückswasser

Kapitel 5
Sven

Sven war schon sieben Jahre in Rente. Nicht freiwillig. Er litt seit seinem 65. Lebensjahr unter starken Schmerzen. Sven war selbständiger Schreiner und hatte weiß Gott noch nichts mit Rente am Hut. Er übte seinen Beruf sehr gerne aus, doch die Schmerzen in seiner Wirbelsäule verdarben ihm den Spaß.

Ich wurde seiner Schwiegertochter in meiner Funktion als Heilpraktiker empfohlen, und sie rief mich an.

„Mein Schwiegervater leidet seit sieben Jahren unter starken Rückenschmerzen. Seit zwei Jahren nimmt er bereits ein Morphium-Pflaster, hat aber keine große Linderung dadurch."
„Was wurde denn diagnostiziert?", fragte ich.
„Morbus Bechterew", erwiderte die junge Frau.

„O.k., es muss etwas anderes sein, denn Morbus Bechterew tritt bei Männern zwischen 20 und 30 Jahren auf, danach nur noch sehr selten", war meine direkte Antwort auf diese Aussage.
„Was könnte es denn dann sein?"

„Nun, ich kann hier mit dem NLS-Diagnose-Verfahren in die Wirbelsäule gucken, ob dort irgendwelche „Mitbewohner" – Viren, Bakterien, Pilze oder andere Parasiten – das Nervensystem ärgern. Oder ob eine Allergie das Nervensystem vom täglichen Tun ablenkt."

„Und wie geht das?"

„In einem Kopfhörer ist die Technik eingebaut, welche per elektrisch-magnetische Frequenz den Körper auf eben diese Mitbewohner oder Allergien abfragt, oder ob schon Krankheiten vorhanden sind. Die Diagnosegenauigkeit gegenüber anderen Verfahren liegt bei über 90 %."

„Gut, ich komme mit meinem Schwiegervater. Wie lange dauert das, und wann haben Sie Zeit dafür?", kam es wie aus der Pistole geschossen.

Vierzehn Tage später fand der Termin statt, und der Rechner fing an zu suchen.

Sven war aufgeregt. Er wollte genau wissen, was die Symbole auf dem Bildschirm zu bedeuten hatten, und bemerkte, wie toll doch die anatomischen Bilder aussehen, die unser Innenleben darstellen.

„Was war das?", zuckte es ihm plötzlich aus dem Mund.

„Das war eine Bakterie, welche in Ihrem Wirbelkanal auf- und abwandert."

„Kann die meine Schmerzen verursachen?"

„Mit sehr großer Wahrscheinlichkeit, ja"

Wir entdeckten außer dieser klitzekleinen Bakterie auch nicht wirklich viele andere Dinge, die solche Schmerzen verursachen konnten.

Bakterien sind zum einen Fremdkörper für unseren Organismus, zum anderen produzieren sie Abfallstoffe, die uns auch belasten, und wenn wir Pech haben, dann greifen die Bakterien sogar direkt unseren Organismus an. Alles Gründe, eine Entzündung zu bekommen, die wiederum Schmerzen bereiten kann.

Unsere angewandte Technik ermittelte zudem ein Mittel gegen die Bakterie und weitere Mittel für den Organismus. Wie in Kapitel 1 beschrieben, wurde auch dieses in Wasser geschwungen und Sven mitgegeben.

Am vierten Tag rief er mich in der Praxis an: „Das Morphium-Pflaster klebt am Türrahmen. Ich bin schmerzfrei!!!"

So ist es noch heute, drei Jahre danach. Seine Schwiegertochter berichtete später, dass er jetzt wieder der „alte Opa" sei. Er hätte nämlich mit der Verabreichung des Morphium-Pflasters sein Wesen verändert und wäre den Enkeln gegenüber zunehmend rücksichtsloser geworden. Man wäre unsicher gewesen, ob die Enkel ohne zusätzliche Aufsicht noch zum Opa dürften.

Sven ist mittlerweile wieder in seiner Werkstatt, hat viel Spaß an seinem Leben und genießt sein Opa-Dasein.

Sicherlich trinkt er heute noch sein Wasser mit den Frequenzen, die ihn von seinen Schmerzen befreiten, sein ganz persönliches Glückswasser.

Dadurch, dass keine Materie im Wasser vorhanden ist, sondern nur die Information in das Wasser gegeben wurde, übernimmt jegliches Wasser, das dazugegeben wird, diese Information. Das Wasser kann also unbedenklich lange und viel getrunken werden, da der Körper keine Substanzen einlagern kann. Der Patient spürt, wenn sein Körper mit der Information nichts mehr verbessern kann. In der Regel hat sich der Körper ca. nach drei bis vier Wochen im Durchschnitt schon um 70 % verbessert.

Kapitel 6
Olga

Olga wurde in Russland geboren und wanderte nach Deutschland aus. Sie arbeitete dort in einer Fabrik am Fließband. Es machte ihr viel Spaß, das Gehalt stimmte auch, und in der kleinen Dachgeschosswohnung fühlte sie sich mit ihrem Ehemann sehr wohl.

Das viele Stehen am Band spürte sie zunehmend in ihren Knien. Die Ärzte, die sie aufsuchte, erklärten ihr, dass es Arthrose sei und sie sich einen anderen Beruf suchen sollte. Das wollte sie aber nicht. Doch die Schmerzen nahmen zu.

Viele Kilometer entfernt erlebte ihre Schwägerin schlimmeres Leid.
Nach ihrer Operation an der linken Brust, es hatte sich hier ein Tumor ins Negative gewandelt, schwoll ihr Arm nicht mehr ab.

Sie bekam Lymphdrainagen und genoss auch die einfühlsame Zuwendung ihres Therapeuten.

Eines Tages berichtete sie über zunehmende Schmerzen im Rücken. Sie bat darum, dort eingerenkt zu werden. Das gefiel ihrem Therapeuten aber gar nicht, und er setzte sie an den Computer mit dem NLS-Diagnoseverfahren.

Klar und deutlich wurde angezeigt, dass das neue Medikament, welches sie einnahm, zu einem Nierenversagen führte, was die zunehmenden, immer stärker werdenden Kreuzschmerzen erklärte.

Glückswasser wurde erstellt, das Medikament weggelassen, und die Schmerzen waren verschwunden, ohne dass etwas eingerenkt werden musste.

Olga erfuhr davon und bat auch um einen Termin, bei dem diese Technik angewendet werden sollte. Und so kam es.

Der Computer ermittelte keine Arthrose, was sich der Therapeut schon gedacht hatte, nein, er zeigte Gelenksrheuma aufgrund einer allergischen Reaktion auf Nahrungsmittel an.

Die Nahrungsmittelallergene wurden mit dem erstellten Glückswasser ausgeleitet. Anhand der „Fünf-Säulen-Ernährung" aus dem Buch „Zwischen westlicher und traditioneller chinesischer Medizin", von Jörg Dieter Günther, wurde aufgezeigt, was Olga essen durfte, und was nicht, um neue Reize zu vermeiden.

Vom nächsten Tag an bis heute hatte Olga keine Knieschmerzen mehr.

Gelenkschmerzen haben auch aus chinesischer Sicht etwas mit der Wandlungsphase Wasser zu tun, und hier war Glückswasser wieder die Lösung.

Zudem nahm Olga durch die Ernährungsumstellung 7 kg ab, was ihren Gelenken und ihrem Bewegungsverhalten sehr entgegenkam.

Kapitel 7
Schnelles Glückswasser

Masaru Emoto erfand die Wasserkristallfotografie und konnte damit belegen, was sensitive Menschen schon immer spürten:

Die Wasserkristallisierung verändert sich bereits bei einem Gedanken, wie Masaru Emoto in sehr beeindruckenden Bildern in seinem Buch „Die Antwort des Wassers", Band I, erschienen im Koha Verlag, aufzeigt. Sie erkennen in seinen Werken, wie schnell und einfach Wasser sich Informationen merken kann.

Da wir zu 70 % aus Wasser bestehen, reagieren auch wir auf informiertes Wasser.

Jeder Gedanke von uns informiert unser Wasser im Körper, und der gesamte Organismus reagiert darauf. Dies ist mit der Kinesiologie ganz einfach nachzuspüren. Und so funktioniert es:

Bitten Sie jemanden, sich Ihnen gegenüber hinzustellen. Er streckt seine Arme auf Schulterhöhe nach vorne zu Ihnen, die Hände ineinander verschränkt, so wie beim Beten.

Er drückt nun gleich seine Hände in Richtung Himmel oder Zimmerdecke. Sie hingegen drücken seine Hände nach unten.

Dass Sie gewinnen, ist klar, Sie haben den besseren Hebel, es geht aber darum, dass Ihr Partner spürt, wie viel Kraft er aufbringt.

Wichtig ist, dass er mit dem Druck nach oben beginnt, damit seine Muskeln maximale Kraftentwicklung entfalten können.

Bei dem ersten Durchgang erfahren Sie, wie viel Kraft jetzt in dem Moment vorhanden ist. Mehr nicht.
Hier geht es nicht um „ja, das ist viel" oder „oje, bist du schwach".

Erst wenn Sie ihrem Partner nun eine Testsubstanz geben, können Sie mit dem zweiten Durchgang in Erfahrung bringen, ob und in welchem Verhältnis sich sein Kraftverhältnis ändert.

In den meisten Fällen ist es immer von Vorteil, wenn sich mehr Kraft entwickelt.

So, jetzt zu unserem Glückswasser.

Nehmen Sie zwei einzelne Blätter Papier und malen Sie auf eines dieses Smiley:

Und auf das andere Blatt Papier dieses Smiley:

Legen Sie diese beiden Blätter verdeckt auf den Tisch, so dass weder Sie noch Ihr Testpartner wissen, unter welchem Blatt welcher Smiley ist.

Stellen Sie sich nun ein Glas Wasser bereit. Führen Sie Test Nr. 1 mit Ihrem Partner durch, um seine momentane Kraft zu ermitteln.

Danach führen Sie Test Nr. 2 durch, indem er vor dem Test einen Schluck aus diesem Wasserglas trinkt. So erfahren Sie, wie Ihr Partner kräftemäßig auf das Wasser im Glas reagiert:

- Er wird stärker
- Er wird schwächer
- Er bleibt gleich stark

Die Reaktion ist hier egal, es zeigt sich nur seine „Antwort" auf das ihm gereichte Wasser.

Danach stellen Sie bei Test Nr. 3 das Glas Wasser für fünf bis zehn Sekunden auf eines der beiden Blätter, lassen dann Ihren Partner erneut einen Schluck davon trinken und testen seine Kraft.

Sie bemerken hier schon die Veränderung?

Nun führen Sie Test Nr. 4 durch, indem Sie das Glas Wasser für fünf bis zehn Sekunden auf den anderen Zettel stellen, und vergleichen erneut. Verblüffend?!

Sie haben jetzt vier Tests durchgeführt, die zu vier unterschiedlichen Ergebnissen geführt haben.

Ich kann Ihnen von hier blind zusagen, dass Ihr Partner am meisten Kraft entwickelte, als das Wasserglas auf dem Blatt mit dem positiven Smiley ☺ stand. Richtig.

Jederzeit können Sie sich so Ihre Getränke oder Ihre Nahrung oder einfach den Platz, auf dem Sie sitzen oder stehen, in eine Glücksoase verwandeln.

Selbst wenn Sie diesen Smiley immer bei sich tragen, hilft er Ihnen, Ihren Körper in positiver Weise zu unterstützen.

Kapitel 8
Kurzgeschichten

Mareike erkrankte vor über zwanzig Jahren an Multiple Sklerose (MS). Eine Erkrankung, welche aus Sicht der Schulmedizin nicht zu heilen ist. Das Beste, was zu erreichen sei, wäre, dass es keine weiteren Schübe mehr gibt. Jeder Schub bedeutet eine Verschlimmerung der Erkrankung.

Bei dieser Krankheit löst sich die Isolationsschicht der Nervenbahnen im Gehirn auf, und es kommt zu „Kurzschlüssen", und damit verbunden sind Missempfindungen und Funktionsverluste unterschiedlichster Organe.

Früher hieß es, der Körper macht das von sich aus, da irgendein Gen die falsche Information trägt. Später kam dann der Verdacht, es könnten doch Bakterien oder Viren sein, welche diese Schutzschicht um die Nervenbahnen auflösen.

Psychosomatisch gesehen bin ich zu dem Entschluss gekommen, dass diese Menschen alles analysieren. Dummerweise nicht, weil sie neugierig sind, wie was wohl funktioniert, nein, leider nicht.

Es ist meiner Beobachtung nach so, dass von ihnen alles analysiert wird, weil der Glaube, dass etwas auch im Positiven oder zumindest im Neutralen funktioniert, verloren gegangen ist.

Egal, was ich diesen Patienten bisher angeboten habe, es wurde in Frage gestellt.

Mareike hatte diese Erkrankung seit zwanzig Jahren und seit über sieben Jahren kein Gefühl mehr in ihren Beinen. Sie beschrieb es mir, als ob sie ganz große dicke Schuhe aus Watte anhätte.

Stehen konnte sie nur noch fünf bis zehn Minuten, dann hatte sie keine Kraft mehr und musste sich hinsetzen.

Zu mir kam sie, als auch ihre Hände taub wurden und nicht mehr das machten, was sie wollte. Hinzu kam noch, dass sie sich ständig verschluckte, dadurch dass ihr Kehlkopf ebenfalls nicht mehr richtig versorgt wurde, was zu Erstickungen führen kann.

Nach einem zweistündigen Gespräch guckten wir mit der NLS-Methode durch ihren Körper und stellten Folgendes fest:

Mareike hatte eine Schwermetallvergiftung in ihrem Gehirn und keine Multiple Sklerose.

Natürlich ist das Gewebe, welches mit den Schwermetallen in eine allergische Reaktion geht, entzündet und somit bei einer Kernspinuntersuchung auffällig, doch es war eben keine MS.

Im Gehirn fließen Ströme durch unsere Nervenbahnen. Metalle, also auch Schwermetalle, leiten Strom. Und wenn Schwermetalle im Gehirn eingelagert sind, kommt es zu „Kurzschlüssen". Sie wissen selbst, wenn es in Ihrem Haushalt zu einem Kurzschluss kommt, schaltet die Sicherung den Strom erst einmal ab. Solch eine Sicherung haben wir nicht in unserem Gehirn, was bedeutet, dass die falschen Informationen den Körper beherrschen.

Mareike bekam das Glückswasser mit den darin enthaltenen Informationen, diese Schwermetalle auszuleiten. Sie meldete noch Bedenken an, dieses Wasser in ausreichender Menge trinken zu können, da sie sich ja durch den Kehlkopf dauernd verschluckte.
Ich empfahl ihr, es Schluck für Schluck zu versuchen und das Glückswasser in einer Glasfla-

sche in der Hosentasche immer bei sich zu tragen.

EINE Woche später rief mich Mareike an und berichtete Folgendes:

„Ich trinke täglich dreieinhalb Liter Glückswasser! Und ich bin nach sieben Jahren pausieren mit dem Fahrrad zum Einkaufen durch das Dorf gefahren!"

Ihre Arm- und Kehlkopfbeschwerden waren sofort weggegangen!
Vor der Behandlung konnte sie nur fünf Minuten an einer Tischkante angelehnt stehen, jetzt, nach einer Woche, steht sie ohne Schwierigkeiten fünfundvierzig Minuten bei der Arbeit!

Bis heute gab es keine Schübe mehr, im Gegenteil, der Kopf wird immer klarer.

Glückswasser

Eine weitere Form, Glückswasser herzustellen, entdeckte ich mit einem Patienten, welcher sehr gläubig war.

Der ehemalige Priester bat mich um eine Untersuchung mit der NLS-Methode. Seine Frau hatte den Verdacht, dass das Wasser im Haus verunreinigt war, und ihr Mann deshalb krank geworden sei. Wir testeten das Wasser, und es war tatsächlich so, dass es ihm nichts Gutes tat. Natürlich hätten wir jetzt eine Wasserfilteranlage einbauen können, doch mir kam in diesem Fall eine andere Idee. Ich ließ den Patienten über das zu testende Wasser ein Vaterunser sprechen. Das Wasser verbesserte sich geradewegs um 24 %!!!

Durch meine Erfahrungen mit informiertem Wasser ging ich hin und schickte mit meiner Vorstellung direkt Licht und Liebe in das Wasser und testete erneut. 50 % Verbesserung des Wassers!!!

Probieren Sie es selbst aus. So wie in Kapitel 7 mit dem Smiley. Gehen Sie nun ebenfalls hin, schicken mit Ihren Gedanken Licht und Liebe in das Wasserglas und testen selbst.

Glückswasser

Über den Autor

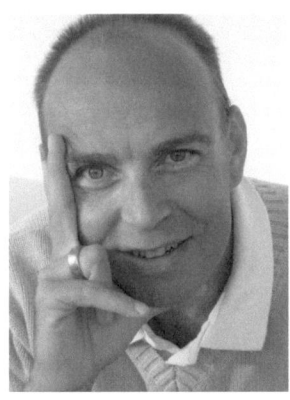

Die berufliche Laufbahn von Jörg Dieter Günther startet im Bereich der Gesundheitsbetreuung, wo er zunächst als Masseur, medizinischer Bademeister und Krankenpfleger tätig ist.
Seine nachfolgende Ausbildung zum Heilpraktiker und die parallel dazu absolvierte Weiterbildung in Kinesiologie lassen ihn den menschlichen Körper noch differenzierter betrachten.

Komplett wird sein Erfahrungsschatz durch die Ausbildung in traditioneller chinesischer Medizin in Peking/China.

Seit Februar 2008 ist er mit seiner Praxis in der Kur- und Bäderstadt Baden-Baden vertreten.

Buchvorstellung

Zwischen westlicher und traditioneller chinesischer Medizin

- Mein Weg zur Kunst des Heilens -

ist das Erste von Jörg Dieter Günther veröffentlichte Buch.

Als Heilpraktiker für asiatische Heilkunst liefert er dem Leser mit seinen Ratschlägen einen leicht verständlichen Leitfaden für eine gesunde Lebensweise und den intelligenten Umgang mit der eigenen Gesundheit. Ernährungsempfehlungen für die unterschiedlichen Blutgruppen und das Erklären des menschlichen Organismus machen das Werk zu einem praktischen Ratgeber für Jung und Alt.

Die „Fünf Säulen der Ernährung" verdeutlichen, dass Übergewicht kein unüberwindbares Hindernis bleiben muss, und emotionale Belastungen eine unmittelbare Auswirkung auf den Körper des Menschen haben.

Ein Selbsterkennungstest zum individuellen Gesundheitszustand auf der Grundlage der traditionellen chinesischen Medizin rundet das in diesem Buch vermittelte Wissen sinnvoll ab.

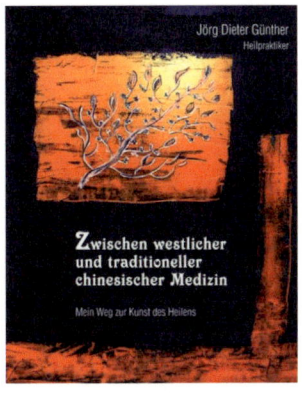

Zwischen westlicher und traditioneller chinesischer Medizin

- Mein Weg zur Kunst des Heilens -

Broschiert, 152 Seiten
Herstellung und Verlag: Books on Demand GmbH
ISBN: 978-3833492181
Preis: 18,60 Euro
Covergestaltung: www.galerie-guenther.com

Überall im Handel erhältlich.

Praxis Günther
Gernsbacher Str. 34
76530 Baden-Baden
Tel.: 0 72 21-24 23 6
www.heilpraktiker-861.de